Jagadeeswara Rao Sukhabogi
Byalakere R. Chandra Sekhar

Comparação do estado de saúde oral entre crianças de escolas indígenas

Jagadeeswara Rao Sukhabogi
Byalakere R. Chandra Sekhar

Comparação do estado de saúde oral entre crianças de escolas indígenas

ScienciaScripts

Imprint
Any brand names and product names mentioned in this book are subject to trademark, brand or patent protection and are trademarks or registered trademarks of their respective holders. The use of brand names, product names, common names, trade names, product descriptions etc. even without a particular marking in this work is in no way to be construed to mean that such names may be regarded as unrestricted in respect of trademark and brand protection legislation and could thus be used by anyone.

Cover image: www.ingimage.com

This book is a translation from the original published under ISBN 978-3-639-71260-5.

Publisher:
Sciencia Scripts
is a trademark of
Dodo Books Indian Ocean Ltd. and OmniScriptum S.R.L publishing group

120 High Road, East Finchley, London, N2 9ED, United Kingdom
Str. Armeneasca 28/1, office 1, Chisinau MD-2012, Republic of Moldova, Europe
Managing Directors: Ieva Konstantinova, Victoria Ursu
info@omniscriptum.com

Printed at: see last page
ISBN: 978-620-8-51519-5

Copyright © Jagadeeswara Rao Sukhabogi, Byalakere R. Chandra Sekhar
Copyright © 2024 Dodo Books Indian Ocean Ltd. and OmniScriptum S.R.L publishing group

ÍNDICE DE CONTEÚDOS

Resumo

Antecedentes: A avaliação do estado de saúde oral das crianças em escolas públicas e privadas fornece dados sobre o estado de saúde oral de crianças de diferentes meios socioeconómicos.

Objetivo: Avaliar e comparar o estado de higiene oral, o estado gengival e a experiência de cáries entre crianças de escolas públicas e privadas em Andhra Pradesh, Índia.

Metodologia: Foi utilizada uma combinação de amostragem aleatória estratificada e por grupos para selecionar os participantes do estudo. O estado de higiene oral, o estado gengival e a experiência de cárie foram avaliados e comparados entre crianças de 12 e 15 anos de idade de três escolas públicas e privadas. O exame foi efectuado por três investigadores treinados e calibrados, utilizando um espelho bucal e um explorador sob luz natural.

Resultados: Um total de 604 crianças (331 do ensino público e 273 do ensino privado) foram examinadas no estudo. O Índice de Higiene Oral - simplificado (OHI-S) médio foi mais elevado nas crianças das escolas públicas {2,91 (1,08)} do que nas crianças das escolas privadas {0,61 (0,41)}. A média da pontuação gengival e a média do CPOD (Dentes

Cariados com Falta de Obturação) também foi mais elevada nas crianças das escolas públicas do que nas crianças das escolas privadas. Um número significativamente mais elevado de crianças das escolas públicas apresentava um estado de higiene oral deficiente, gengivite moderada a grave e experiência de cárie.

Conclusão: A prevalência de doenças orais foi relativamente menor entre as crianças de escolas privadas em comparação com as de escolas públicas. Assim, as crianças das escolas públicas devem ter prioridade em relação às crianças das escolas privadas em qualquer programa de saúde dentária escolar planeado a nível estatal.

Palavras-chave: Estado de higiene oral, gengivite, DMFT (Decayed Missing Filled Teeth), crianças em idade escolar, estado de saúde oral.

Capítulo 1

INTRODUÇÃO

A saúde oral é uma parte inseparável da saúde geral. Em muitos países industrializados, tem-se assistido nas últimas duas décadas a uma melhoria significativa da saúde oral entre as crianças e adolescentes, especialmente no que diz respeito à cárie dentária.[1-3] Esta mudança dramática na tendência pode ser atribuída à modificação dos hábitos alimentares, à melhoria das práticas de higiene oral, à utilização efectiva de fluoretos e ao estabelecimento de programas preventivos baseados nas escolas.[4,5] Inversamente, as doenças orais estão a aumentar em muitos países em desenvolvimento e subdesenvolvidos.[6,7]

A Índia, um país em desenvolvimento, enfrenta muitos desafios no que respeita à satisfação das necessidades em matéria de saúde oral. A maioria da população indiana reside em zonas rurais.[8] É necessário conhecer a prevalência e a distribuição dos problemas de saúde oral e compreender as práticas de saúde dentária seguidas pelas pessoas. Esta informação é fundamental para a formulação de políticas de saúde oral e de programas adequados. As políticas e os programas adequados contribuirão para aumentar a consciencialização e o conhecimento do público em geral sobre os aspectos preventivos e promocionais da saúde oral, bem como criar os serviços necessários e formar a mão de obra dentária necessária para satisfazer estas necessidades.[9] A falta de sensibilização para as doenças dentárias resultou numa negligência grosseira da saúde oral. [10]

As crianças com menos de 18 anos constituem cerca de 40% da população indiana[11]. No nosso país, não existem programas de saúde escolar organizados. As crianças nas escolas são relativamente facilmente acessíveis, em comparação com quaisquer outros grupos populacionais, para quaisquer programas de promoção da saúde destinados a efetuar mudanças no estilo de vida. Os programas de saúde escolar provaram ser eficazes na promoção da saúde em muitos países desenvolvidos.[12,13] O programa de enfermagem dentária escolar da Nova Zelândia, implementado no início do século XX para combater os problemas de saúde oral das crianças que frequentavam a escola, reflecte os benefícios de programas dentários escolares organizados.[14]

Atualmente, a Índia não dispõe de uma política nacional de saúde oral, embora tenha sido elaborada uma política nacional de saúde. Isto sugere que os decisores políticos estão a negligenciar a saúde oral e que a sua promoção não está a receber a atenção necessária no nosso país. Os decisores políticos têm de ser sensibilizados para o facto de a saúde oral ser fundamental para a saúde e o bem-estar gerais[15].

Tendo em conta os recursos limitados, a implementação da política de saúde escolar, se não for uma política de saúde oral, pode satisfazer as necessidades de saúde oral de 40% das crianças em idade escolar. De acordo com as estimativas actuais, 80% de todas as escolas do país são escolas públicas, o que faz do Governo o principal fornecedor de educação.[16] A maioria das escolas geridas pelo sector privado situa-se em áreas urbanas e estas escolas albergam geralmente crianças de classes socioeconómicas média, média alta e alta.[17] É importante identificar os grupos de risco para melhor utilizar os escassos recursos nas circunstâncias actuais.

A avaliação do estado de saúde oral das crianças nas escolas públicas e privadas pode fornecer-nos dados de base sobre o estado de saúde oral das crianças de diferentes meios socioeconómicos. Isto ajuda a dar prioridade aos serviços para os grupos de alto risco quando são implementadas políticas e programas para crianças que frequentam a escola. Os inquéritos que relatam o estado de saúde oral das crianças das escolas públicas e privadas são escassos em Andhra Pradesh, na Índia. O presente estudo avaliou e comparou o estado de saúde oral entre crianças de escolas públicas e privadas em Andhra Pradesh, na Índia, numa tentativa de identificar os grupos de alto risco.

Capítulo 2

Materiais e métodos

O estudo foi de natureza transversal e a autorização ética para o estudo foi obtida junto do comité de ética institucional, Government Dental College and Hospital, Hyderabad.

Seleção dos participantes no estudo:

A seleção dos participantes no estudo foi feita utilizando uma combinação de técnicas de amostragem aleatória por grupos e estratificada. Inicialmente, foi utilizada a amostragem por grupos em duas fases para selecionar o número necessário de escolas para o estudo. Na primeira fase, foram listadas todas as localidades de Hyderabad e esta lista foi utilizada para escolher aleatoriamente duas localidades diferentes. Em seguida, foram listadas todas as escolas secundárias públicas e privadas das localidades selecionadas. Cada localidade tinha cerca de 8 a 10 escolas públicas e privadas. Cada uma das três escolas públicas e privadas destas localidades foi novamente selecionada aleatoriamente utilizando o método da lotaria. O resultado foi a seleção de aproximadamente um terço das

escolas públicas e privadas em cada localidade.

Os diretores das escolas secundárias selecionadas foram informados sobre o protocolo do estudo pelo investigador principal e a autorização para a realização do estudo foi obtida dos diretores destas escolas depois de esclarecidas todas as questões por eles levantadas. A lista das crianças de doze e quinze anos das escolas selecionadas foi obtida junto dos diretores das escolas em causa, tendo sido atribuída uma identificação única às crianças de cada um dos grupos etários.

Foi utilizada uma amostragem aleatória estratificada para selecionar as crianças do sexo masculino e feminino destas escolas. Em primeiro lugar, todos os alunos do sexo masculino e feminino de cada um destes grupos etários foram estratificados. Em seguida, foi selecionado o primeiro ou o segundo número (par ou ímpar) através de um método de lotaria e, subsequentemente, foram selecionados todos os alunos suplentes a partir desse número. O resultado foi a inclusão de 50% das crianças de cada grupo etário e género nas escolas selecionadas. Foi obtido um consentimento verbal de cada participante, para além do consentimento informado dos pais. O consentimento para a realização do exame clínico das crianças foi obtido dos pais por meio de uma circular emitida através do sistema escolar.

O exame das crianças em idade escolar selecionadas foi realizado por três examinadores formados e calibrados durante um período de três meses, de novembro de 2012 a janeiro de 2013. A formação e a calibração dos investigadores do foram efectuadas no departamento de Odontologia de Saúde Pública, Government Dental College & Hospital, Hyderabad, durante um período de uma semana. As estatísticas kappa para a fiabilidade interexaminadores no que diz respeito ao índice de higiene oral - simplificado (OHI -S), ao índice gengival (GI) e ao índice DMFT (Decayed Missing Filled Teeth) foram de 0,76, 0,71 e 0,85, respetivamente. O exame clínico das crianças foi efectuado nas instalações da escola, à luz natural do dia, numa cadeira de plástico, utilizando um espelho bucal e um explorador. No presente estudo, foi utilizado um conjunto de 30 espelhos bucais e exploradores. O estado de higiene oral, o estado gengival e a experiência de cárie dentária foram avaliados utilizando o índice de higiene oral - simplificado (Greene e Vermillion 1964)[18], o índice gengival (Loe e Silness 1963)[19] e o índice CPOD (Klein, Palmer, Knutson 1938)[20]. O conjunto de instrumentos autoclavados foi utilizado para o exame clínico oral das crianças. Os indivíduos foram divididos em quatro categorias com base na pontuação simplificada de higiene oral e na pontuação gengival. Os indivíduos foram classificados em duas categorias (sem cárie ou com prevalência de cárie), dependendo da pontuação do CPOD. Os detalhes da categorização e os critérios utilizados estão representados na Tabela 1.

Os dados foram inicialmente introduzidos numa folha de recolha de dados. Os dados foram depois introduzidos num computador pessoal e a análise estatística foi efectuada utilizando o SPSS versão 20 (Chicago, EUA). As feridas OHI-S, GI e DMFT foram expressas em média e desvio padrão. A distribuição dos participantes no estudo com base no estado de higiene oral, estado gengival e experiência de cárie foi expressa em frequências e percentagens. A análise estatística foi efectuada utilizando o teste t, o teste Mann Whitney - U e o teste do Qui-quadrado. A significância estatística foi fixada em 0,05.

Capítulo 3

Resultados

O presente estudo examinou um total de 604 crianças. Destas, 331 eram de escolas públicas e 273 de escolas privadas. Não houve diferença estatisticamente significativa na distribuição por idade e género dos participantes do estudo entre as escolas públicas e privadas (p= 0,276, Tabela 2). As pontuações médias do OHI-S e da gengiva entre as crianças das escolas públicas e privadas foram comparadas utilizando o teste t de amostras independentes (a distribuição foi normal). A média do CPOD entre as crianças das escolas públicas e privadas foi comparada através do teste U de Mann Whitney (a distribuição não era normal). A distribuição das crianças em relação ao estado de higiene oral, gravidade da gengivite e experiência de cárie foi comparada utilizando o teste do qui-quadrado.

Estado de higiene oral:

A pontuação média do OHI-S para a população do estudo foi de 1,87 (1,43 - desvio padrão). A pontuação média do OHI-S foi significativamente maior entre as crianças de escolas públicas {2,91 (1,08)} do que entre as de escolas privadas {0,61 (0,41)} (p = 0,001, Tabela 3). O estado de higiene oral era bom entre 39,1% das crianças em idade escolar (pontuação média do OHI-S

< 1,2). Foi razoável (pontuação média do OHI-S entre 1,3 -3) e pobre (média do OHI-S > 3) entre 38,7% e 22,2% dos participantes do estudo, respetivamente. O bom estado de higiene oral foi encontrado em 86,4% das crianças de escolas privadas, enquanto nenhuma das crianças de escolas públicas o tinha. As crianças com mau estado de higiene oral eram significativamente mais elevadas nas escolas públicas (40,5%) do que nas escolas privadas (22,2%) (p = 0,001, Tabela 4).

Estado gengival:

A pontuação gengival média para a população em estudo foi de 1,16 e o desvio padrão (DP) de 0,63. A média da pontuação gengival foi significativamente menor entre as crianças das escolas privadas {0,68 (0,32)} em comparação com as crianças das escolas públicas {1,56 (0,54)} (p = 0,001, Tabela 5). As crianças das escolas públicas tiveram uma média de pontuação gengival mais elevada em comparação com as crianças das escolas privadas, mesmo quando foi efectuada uma 13 foi efectu ada uma comparação separada entre os diferentes grupos etários e de género (Quadro 5).

Nenhuma das crianças do presente estudo tinha gengiva saudável. A gengivite ligeira foi encontrada em 44% das crianças. A gengivite moderada e grave foi encontrada em 45,9% e 10,1% dos participantes do estudo, respetivamente. A prevalência de gengivite ligeira e moderada entre as crianças das escolas privadas foi de 85% e 15%, respetivamente. Nenhuma destas crianças tinha gengivite grave. Apenas 10,4% das crianças das escolas públicas tinham gengivite ligeira, enquanto 72,2% tinham gengivite moderada e 18,4% tinham gengivite grave. Uma proporção significativamente mais elevada de crianças de escolas públicas tinha gengivite moderada a grave em comparação com as crianças de escolas privadas (p=0,001, Tabela 6).

Experiência de cárie dentária:

A pontuação média do CPOD para a população do estudo foi de 0,6 com um DP de 0,84. A pontuação média do CPOD entre as crianças das escolas públicas foi de 0,79 (0,93) e foi significativamente mais elevada em comparação com as crianças das escolas privadas {0,36 (0,62)} (p = 0,001, Tabela 7). Estes resultados foram verdadeiros mesmo quando se efectuou uma comparação separada entre diferentes grupos etários e de género entre as escolas públicas e privadas (Tabela 7).

A prevalência de cáries dentárias entre os participantes do estudo foi de 41,4%. A prevalência foi significativamente mais elevada (p = 0,001, Tabela 8) entre as crianças das escolas públicas (51,7%) em comparação com as crianças das escolas privadas (28,9%).

Capítulo 4

Discussão

Uma boca saudável permite que um indivíduo fale, coma e socialize sem sentir qualquer desconforto ou embaraço.[21] As escolas constituem uma plataforma para a promoção da saúde e da saúde oral não só para os alunos, mas também para o pessoal, as famílias e os membros da comunidade em geral.[22] Embora a saúde oral seja uma parte integrante da saúde geral, não tem recebido qualquer consideração significativa nas políticas nacionais de saúde ou no planeamento de programas nacionais de saúde em muitos países em desenvolvimento.[15] O presente estudo foi realizado para avaliar e comparar o estado de saúde oral de crianças de escolas públicas e privadas, que podem ser um indicador das crianças de diferentes origens socioeconómicas. A identificação de grupos de alto risco facilita a priorização dos serviços para os mais merecedores, especialmente quando os recursos são escassos.

No presente estudo, uma percentagem mais elevada de crianças das escolas privadas apresentava um bom estado de higiene oral em comparação com as crianças das escolas públicas. As práticas de higiene oral[23-26] e a utilização de cuidados dentários[27] são melhores entre as crianças de escolas privadas. O resultado estava de acordo com a opinião generalizada de que os alunos das escolas privadas provinham de famílias com um estatuto socioeconómico relativamente mais elevado do que as crianças das escolas públicas e, como resultado, havia uma monitorização atenta dos hábitos de escovagem dos dentes, especialmente de manhã, entre as crianças das escolas privadas. Um estudo efectuado por Lateefat S et al (2012)[28] encontrou uma percentagem mais elevada de alunos que frequentavam a escola privada com um bom estado de higiene oral (61,43%) em comparação com os que frequentavam a escola pública (20,97%). Outro estudo realizado por Batwala V et al (2007)[29] encontrou menores probabilidades de placa bacteriana (OR: 0,6, 95% CI: 0,4 - 0,9) e cálculo (OR: 0,4, 95% CI: 0,2 - 0,9) entre as crianças que frequentam escolas privadas. As probabilidades mais baixas entre as crianças de escolas privadas indicam um estado de higiene oral deficiente entre as crianças de escolas públicas em comparação com as de escolas privadas. Os resultados do nosso estudo foram consistentes com estes e outros achados.[30]

A pontuação gengival média, bem como a prevalência de gengivite moderada e grave, foi maior entre as crianças das escolas públicas do que entre as das escolas privadas no presente estudo. Shailee F et al (2013)[23], no seu estudo, encontraram um periodonto saudável em 16,6% das crianças de 12 anos de idade de escolas públicas, enquanto que este foi encontrado em 83,4% dos participantes de escolas privadas. Uma percentagem significativamente maior de crianças de 15 anos de idade de escolas privadas tinha periodonto saudável (28,4%) em comparação com as de escolas públicas (14%). Uma percentagem significativamente mais elevada de crianças de 12 e 15 anos de idade de escolas públicas tinha hemorragia (51% e 53,2%) e cálculo (58,8% e 24,8%) em comparação com as de escolas privadas (hemorragia - 49% e 52,1%, respetivamente, entre os 12 e 15 anos de idade) (Cálculo - 41,2% e 16,5%, respetivamente, entre os 12 e 15 anos de idade). Concluíram que a condição periodontal era relativamente saudável entre as crianças de escolas privadas em comparação com as de escolas públicas. A diferença foi atribuída a práticas de higiene oral algo irregulares entre as crianças das escolas públicas, o que, por sua vez, pode estar relacionado com o seu estatuto socioeconómico mais baixo e com uma menor

utilização de serviços odontológicos. Os resultados do nosso estudo estavam de acordo com os achados deste estudo e de outros.[25]

A pontuação média do CPOD entre os participantes do estudo foi de 0,6 (0,84) com uma prevalência geral de 41,4%. A prevalência de cárie dentária entre as crianças de 12 anos de idade foi de 53,8% no National oral Health Survey and Fluoride Mapping in India. Os participantes do presente estudo foram recrutados numa cintura endémica de flúor. O valor mais baixo do CPOD e a menor prevalência de cárie dentária no presente estudo, em comparação com a média nacional, podem ser atribuídos ao efeito protetor mediado pela exposição contínua dos dentes à água fluoretada entre os participantes do nosso estudo.

A pontuação média do CPOD, bem como a prevalência de cárie dentária, foi mais elevada entre as crianças das escolas públicas em comparação com as das escolas privadas no presente estudo. O número médio de dentes cariados não tratados e de dentes perdidos devido a cáries dentárias foi significativamente mais elevado entre as crianças das escolas públicas, enquanto o número médio de dentes obturados foi mais elevado entre as crianças das escolas privadas.

Um estudo de Shailee S et al (2013)[23] encontrou uma diferença estatisticamente significativa no CPOD médio entre as escolas públicas e privadas. A prevalência de cárie dentária entre crianças de 12 e 15 anos de idade de escolas públicas foi de 70,3% e 66%, respetivamente. A prevalência entre crianças de 12 e 15 anos de idade de escolas particulares foi de 32,8% e 35,9%, respetivamente. A experiência de cárie foi maior entre as crianças que frequentavam escolas públicas do que entre as crianças de escolas privadas. Esta diferença foi atribuída à falta de sensibilização, acessibilidade ou subutilização das instalações de cuidados dentários por parte das crianças das escolas públicas. A média mais elevada de dentes obturados entre as crianças das escolas privadas foi atribuída à atitude e à consciência dentária dos pais, o que se reflectiu na manutenção da saúde oral da criança. Os resultados do nosso estudo foram consistentes com os achados deste estudo e de outros. [31, 32]

O presente estudo pode ser considerado como um estudo-piloto no estado de Andhra Pradesh. Os resultados do presente estudo têm de ser validados por um estudo de maior dimensão a nível estadual. Estes estudos facilitarão aos decisores políticos a possibilidade de, pelo menos, considerarem a implementação de programas preventivos eficazes nas escolas com maiores necessidades, se não o fizerem simultaneamente em todas as escolas.

Capítulo 5

Conclusão

A partir dos resultados do presente estudo, podemos concluir que o estado de higiene oral, a saúde gengival e o estado de cárie dentária eram pobres entre as crianças das escolas públicas em comparação com as das escolas privadas. Embora os serviços de cuidados de saúde oral devam ser oferecidos a todas as crianças, é essencial oferecer estes serviços prioritariamente às crianças das escolas públicas, que normalmente albergam crianças de baixo nível socioeconómico. Os serviços de saúde oral especificamente direcionados para crianças de alto risco são a necessidade do momento devido à escassez de recursos.

Referências:

1. Burt BA. Trends in caries prevalence in North American Children (Tendências na prevalência de cáries em crianças norte-americanas). Int Dent J 1994; 44: 40313.

2. Petersen PE, Christensen LB, Moller IJ, Johansen KS. Continuous improvement of oral health in Europe (Melhoria contínua da saúde oral na Europa). J Ir Dent Assoc 1994; 4: 1057.

3. Beltran-Aguilar ED, Estupinan-Day S, Baez R. Analysis of prevalence and trends of dental caries in the Americas between the 1970s and 1990s. Int Dent J 1999; 49: 322-9.

4. Bratthall D, Hansel-Peterson G, Sundberg H. Reasons for the caries decline: What do the experts believe? Eur J Oral Sci 1996; 104: 41622.

5. Organização Mundial de Saúde. Banco Global de Dados de Saúde Oral. Genebra: OMS; 2000.

6. Petersen PE, Danila I, Dalean A, Grivu O, Ionita G, Pop M, Samolia

A. Oral health status of school children in Romania. Community Dent Oral Epidemiol 1994;22:90-3.

7. Petersen PE, Razanamihaja N. Oral health status of children and adults in Madagascar (Estado de saúde oral de crianças e adultos em Madagáscar). Int Dent J 1996; 46: 41-7.

8. Kumar MP, Joseph T, Varma RB, Jayanthi M. Oral health status of five years and 12 years school going children in Chennai city-An epidemiological study. J Indian Soc Pedod Prev Dent 2005; 23: 17-22.

9. Bali RK, Mathur VB, Talwar PP, Chanana HB. National Oral Health Survey and Fluoride mapping 2002-03, India. Nova Deli: Conselho de Medicina Dentária da Índia; 2004.

10. Chandra Shekar BR, Suma S, Kumar S, Sukhabogi JR, Manjunath BC. Estado de má oclusão entre adolescentes de 15 anos de idade em relação à concentração de flúor e área de residência. Indian J Dent Res 2013; 24 (1): 1 -7.

11. Gross Enrolment Ratios in Primary and Upper Primary Schools.

Selected Educational Statistics, Ministério do Desenvolvimento dos Recursos Humanos, Governo da Índia. Infochange education. Notícias e análises sobre justiça social e questões de desenvolvimento na Índia. Disponível em

http://infochangeindia.org/education/statistics/g ross-enrolment-ratios-in-primary-and-upper- primary-schools. html [Consultado em 22 de fevereiro de 201].

12. Wells J, Barlow J, Stewart-Brown S. A systematic review of universal approaches to mental health promotion in schools. Health Educ J 2003; 103: 197-220.

13. Swart D, Reddy P. Estabelecimento de redes para escolas de promoção da saúde na África do Sul. J Sch Health 1999;69:47-50.

14. Nash DA, Friedman JW, Kardos TB, Kardose RL, Schwarz E, Satur J, *et al*. Dental therapists: A global perspective. Int Dent J 2008;58:61-70.

15. Chandra Shekar BR, Suma S, Kiran K, Manjunath BC. The use of

school teachers to promote oral hygiene in some secondary school students at Hyderabad, Andhra Pradesh, India: Um estudo piloto prospetivo a curto prazo. J Family Community Med 2012; 19 (3): 184 - 9.

16. Sistema de ensino primário na Índia. Educação na Índia. Disponível no link: http://en.wikipedia.org/wiki/Education in India #cite note-envision-20 [Last cited 2013 Aug 31].

17. Desai S, Dubey A, Vanneman R, Banerji R. Private Schooling in India: A New Educational Landscape. India Human Development Survey Working Paper No. 11. Disponível a partir da ligação: www.ihds.umd.edu/IHDS_papers/PrivateSchoo ling.pdf [última citação: 2013 Ago 31].

18. Greene JC, Vermillion JR. The Simplified Oral Hygiene Index. Journal of the American Dental Association. 1964; 68: 7-13.

19.Loe H, Silness J. Doença periodontal na gravidez. I. Prevalência e gravidade. Ata Odont Scand 1963; 21: 533 - 51.

20. Klein H, Palmer CE, Knutson JW. Studies on dental caries. I. Dental status and dental needs of elementary school children. Relatórios de Saúde Pública. 1938;53:751.

21.Kwan SY, Petersen PE, Pine CM, Borutta A. Escolas promotoras de saúde: Uma oportunidade para a promoção da saúde oral. Boletim do Órgão Mundial de Saúde 2005;83:677-85.

22. Organização Mundial de Saúde. Situação da saúde escolar. Relatório do grupo de trabalho sobre saúde escolar e do comité de peritos da OMS sobre educação e promoção da saúde escolar. Genebra: OMS; 1999.

23.Shailee F, Girish M S, Kapil R S, Nidhi P. Oral health status and treatment needs among 12- and 15-year-old government and private school children in Shimla city, Himachal Pradesh, India. J Int Soc Prevent Communit Dent 2013;3:44-50.

24.Petersen PE, Wierzbicka M, Szatko F, Dybizbanska E, Kalo I. Changing oral health status and oral health behaviour of school children in Poland (Mudança do estado de saúde oral e do comportamento de saúde oral das crianças em idade escolar na Polónia). Community Dent Health 2002; 19: 243-50.

25. Mahesh Kumar P, Joseph T, Varma RB, Jayanthi M. Estado de saúde oral de crianças de 5 e 12 anos que frequentam a escola na cidade de Chennai - Um estudo epidemiológico. J Indian Soc Pedod Prev Dent 2005;23 :17-22.

26. Taani DQ. Prevalência de cáries e necessidades de tratamento periodontal em alunos de escolas públicas e privadas na Jordânia. Int Dent J 1997; 47 (2): 100-4.

27. Taani DQ. Relationship of socioeconomic background to oral hygiene, gingival status, and dental caries in children. Quintessence Int. 2002; 33(3):195-8.

28. Lateefat S, Musa OI, Kamaldeen AS, Buhari ASM, Saka AO. Determinantes do estado de higiene oral entre os estudantes do ensino secundário júnior na área do governo local de Ilorin West da Nigéria.

IOSR Journal of Pharmacy and Biological Sciences 2012; 1(3): 44-8.

29. Batwala V, Mulogo EM, Arubaku W. Oral health status of school children in Mbarara, Uganda. African Health Sciences 2007; 7(4): 233- 8.

30. Bamigboye O, Akande TM. Oral hygiene status of students in selected secondary schools in Osogbo, Nigeria. Nigerian Medical practitioner 2007; 51(4): 71-5.

31. Almeida CM, Petersen PE, André SJ, Toscano. A Changing oral health status of 6- and 12- year-old schoolchildren in Portugal. Saúde Dentária Comunitária 2003;20:211-6.

32. Shailee F, Sogi G M, Sharma K R, Nidhi P. Dental caries prevalence and treatment needs among 12- and 15- Year old schoolchildren in Shimla city, Himachal Pradesh, India. Indian J Dent Res 2012; 23: 579-84.

QUADROS

Tabela 1: Critérios utilizados para classificar os participantes do estudo em diferentes categorias com base nas pontuações OHI-S, Gengival e DMFT.

Oral hygiene status		Gingival status		Dental caries status	
OHI-S score	**Status**	**Gingival Index score**	**Severity**	**DMFT value**	**Status**
0	Excellent	0	Normal	0	Caries free
0.1 to 1.2	Good	0.1 to 1	Mild gingivitis	1 and above	Caries prevalent
1.3 to 3	Fair	1.1 to 2	Moderate gingivitis		
3.1 to 4	Poor	2.1 to 3	Severe gingivitis		

Tabela 2: Distribuição por idade e género das crianças nas escolas públicas e privadas.

School	12 years			15 years			Total (age and gender combined)
	Males N (%)	Females N (%)	Male and females combined N(%)*	Males N (%)	Females N (%)	Male and females combined* N(%)	N (%)
Government	86 (53.4)	75 (46.6)	161)* (48.64)	87 (51.2)	83 (48.8)	170* (51.36)	331 (100)
Private	57 (52.3)	52 (47.7)	109* (39.9)	75 (45.7)	89 (54.3)	164* (60.1)	273(100)
Total	143 (53)	127(47)	270 (44.7)	162(48.5)	172 (51.5)	334 (55.3)	604 (100)
Statistical inference	Chi square value: 1.118, df: 1, p - value: 0.276						

Tabela 3: Pontuação média do Oral Hygiene simplified (OHI-S) entre os participantes do estudo.

School	12 years			15 years			Total (age and gender combined)
	Males Mean (SD)	Females Mean (SD)	Male and females combined Mean (SD)	Males Mean (SD	Females Mean SD)	Male and females combined Mean (SD)	Mean (SD)
Government	3.47 (1.14)	2.06 (0.50)	2.81 (1.14)	3.44 (1.15)	2.54 (0.56)	3.00 (1.01)	2.91 (1.08)
Private	0.66 (0.29)	0.33 (0.11)	0.50 (0.28)	1.01 (0.47)	0.39 (0.22)	0.68 (0.47)	0.61 (0.41)
Total	2.34 (1.65)	1.35 (0.94)	1.88 (1.45)	2.31 (1.51)	1.43 (1.16)	1.86 (1.41)	1.87 (1.43)
Statistical inference	t value: 18.18 df: 141 p value: 0.001	t value: 24.767 df: 125 p value: 0.001	t value: 20.73 df: 268 p value: 0.001	t value: 17.16 df: 160 p value: 0.001	t value: 33.32 df: 170 p value: 0.001	t value: 26.74 df: 332 p value: 0.001	t value: 33.28 df: 602 p value: 0.001

Tabela 4: Distribuição dos participantes do estudo de acordo com o estado de higiene oral.

School	Good	Fair	Poor	Total
	N (%)	N (%)	N (%)	N (%)
Government	0 (0)	197 (59.5)	134 (40.5)	331 (100)
Private	236 (86.4)	37 (13.6)	0 (0)	273 (100)
Total	236 (39.1)	234 (38.7)	134 (22.2)	604 (100)
Statistical inference	Chi square value:478.242, df: 2, p = 0.001			

Tabela 5: Pontuação gengival média (GI) entre os participantes do estudo.

School	12 years			15 years			Total (age and gender combined)
	Males Mean (SD)	Females Mean (SD)	Male and females combined Mean (SD)	Males Mean (SD	Females Mean SD)	Male and females combined Mean (SD)	Mean (SD)
Government	1.42 (0.23)	1.13 (0.75)	1.29 (0.56)	1.99 (0.43)	1.64 (0.18)	1.82 (0.37)	1.56 (0.54)
Private	0.76 (0.28)	0.43 (0.22)	0.6 (0.3)	0.75 (0.36)	0.71 (0.27)	0.73 (0.31)	0.68 (0.32)
Total	1.16 (0.41)	0.84 (0.69)	1.01 (0.58)	1.42 (0.73)	1.16 (0.52)	1.28 (0.64)	1.16 (0.63)
Statistical inference	t value: 15.41 df: 141 p value: 0.001	t value: 6.58 df: 125 p value: 0.001	t value: 11.73 df: 268 p value: 0.001	t value: 19.63 df: 160 p value: 0.001	t value: 26.63 df: 170 p value: 0.001	t value: 28.79 df: 332 p value: 0.001	t value: 23.81 df: 602 p value: 0.001

Tabela 6: Prevalência de gengivite ligeira, moderada e grave entre os participantes no estudo.

School	Mild	Moderate	Severe	Total
	N (%)	N (%)	N (%)	N (%)
Government	34 (10.4)	236 (72.2)	61 (18.4)	331 (100)
Private	232 (85.0)	41 (15.0)	0 (0)	273 (100)
Total	266 (44.0)	277 (45.9)	61 (10.1)	604 (100)
Statistical inference	Chi square value:343.253, df: 2, p = 0.001			

Tabela 7: Média do CPOD entre os participantes do estudo.

School	12 years			15 years			Total (age and gender combined)
	Males Mean (SD)	Females Mean (SD)	Male and females combined Mean (SD)	Males Mean (SD	Females Mean SD)	Male and females combined Mean (SD)	Mean (SD)
Government	0.79 (0.93)	0.67 (0.91)	0.73 (0.92)	0.77 (0.84)	0.92 (1.05)	0.84 (0.95)	0.79 (0.93)
Private	0.33 (0.66)	0.33 (0.51)	0.33 (0.56)	0.41 (0.68)	0.36 (0.64)	0.38 (0.66)	0.36 (0.62)
Total	0.61 (0.85)	0.53 (0.79)	0.57 (0.82)	0.60 (0.79)	0.63 (0.92)	0.63 (0.91)	0.6 (0.84)
Statistical inference	p value: 0.001	p value: 0.016	p value: 0.001	p value: 0.004	p value: 0.001	p value: 0.001	p value: 0.001

Aplicação do teste U de Mann - Whitney

Tabela 8: Prevalência de cárie dentária entre os participantes do estudo.

School	Caries free children	Caries prevalent children	Total
	N (%)	N (%)	N (%)
Government	160 (48.3)	171 (51.7)	331 (100)
Private	194 (71.1)	79 (28.9)	273 (100)
Total	354 (58.6)	250 (41.4)	604 (100)
Statistical inference	Chi square value:31.846, df: 2, p = 0.001		

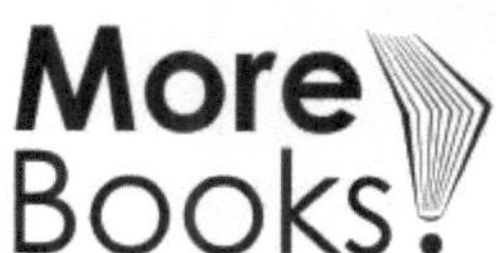

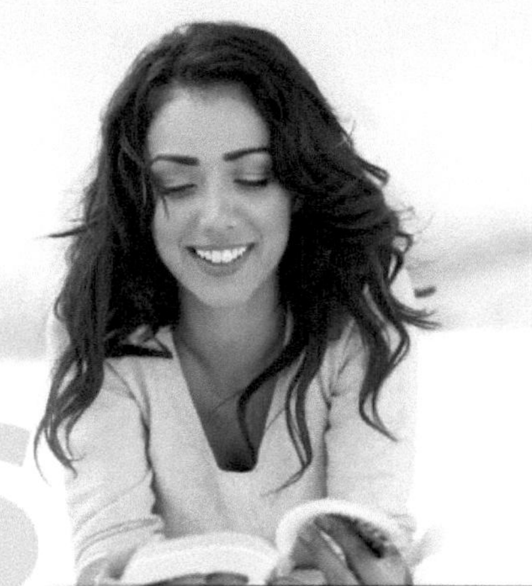

yes

I want morebooks!

Buy your books fast and straightforward online - at one of world's fastest growing online book stores! Environmentally sound due to Print-on-Demand technologies.

Buy your books online at
www.morebooks.shop

Compre os seus livros mais rápido e diretamente na internet, em uma das livrarias on-line com o maior crescimento no mundo! Produção que protege o meio ambiente através das tecnologias de impressão sob demanda.

Compre os seus livros on-line em
www.morebooks.shop

info@omniscriptum.com
www.omniscriptum.com

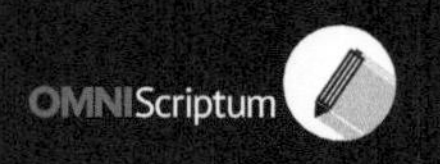

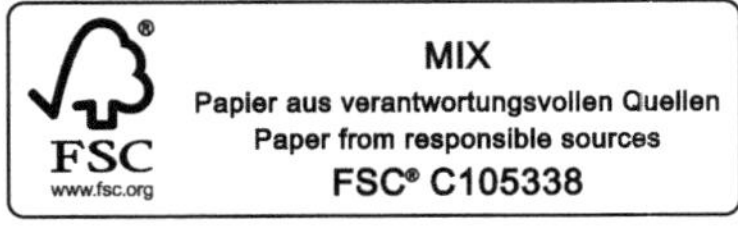

Printed by Books on Demand GmbH, Norderstedt / Germany